BEI GRIN MACHT SICH IHR
WISSEN BEZAHLT

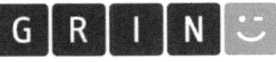

Bibliografische Information der Deutschen Nationalbibliothek:

Die Deutsche Bibliothek verzeichnet diese Publikation in der Deutschen National-
bibliografie; detaillierte bibliografische Daten sind im Internet über http://dnb.d-
nb.de/ abrufbar.

Impressum:

Copyright © 2013 GRIN Verlag
Druck und Bindung: Books on Demand GmbH, Norderstedt Germany
ISBN: 9783656557326

Dieses Buch bei GRIN:

https://www.grin.com/document/265956

Moritz Wenninger

Planung einer Präventionsmaßnahme zum Thema Ernährung nach dem individuellen Ansatz

GRIN Verlag

GRIN - Your knowledge has value

Der GRIN Verlag publiziert seit 1998 wissenschaftliche Arbeiten von Studenten, Hochschullehrern und anderen Akademikern als eBook und gedrucktes Buch. Die Verlagswebsite www.grin.com ist die ideale Plattform zur Veröffentlichung von Hausarbeiten, Abschlussarbeiten, wissenschaftlichen Aufsätzen, Dissertationen und Fachbüchern.

Besuchen Sie uns im Internet:

http://www.grin.com/

http://www.facebook.com/grincom

http://www.twitter.com/grin_com

Thema: Planung einer Präventionsmaßnahme

nach dem individuellen Ansatz

zum Thema Ernährung

<u>in Anlehnung an den Leitfaden Prävention:</u>

<u>Handlungsfelder und Kriterien des GKV-Spitzenverbandes zur Umsetzung von §§ 20 und 20a SGB V vom 21. Juni 2000 in der Fassung vom 27. August 2010</u>

<u>Moritz Wenninger</u>

1 Grundlegende Angaben zur Präventionsmaßnahme

Im Folgenden wird eine Präventionsmaßnahme in Form eines Kurskonzeptes zum Handlungsfeld Ernährung vorgestellt.

1.1 Daten zum bestehenden Gesundheitsproblem

Die Zunahme von Übergewicht und Adipositas ist ein weltweites Problem.

Die im Zeitraum von 2008 bis 2011 durchgeführte Studie des Robert Koch-Institus zur Gesundheit Erwachsener in Deutschland, gab Aufschluss darüber, wie viele erwachsene Personen hierzulande an Übergewicht (BMI ≥ 25 kg/m²), Präadipositas (BMI ≥ 25 – < 30 kg/m²) und Adipositas (BMI ≥ 30 kg/m²) leiden.

Den Ergebnissen dieser Studie zufolge, durchgeführt von Mensink et al. (2013, S. 286-294), sind 67,1% der Männer und 53% der Frauen übergewichtig. Dramatisch ist der Anstieg der Adipositasprävalenz, so litten 1998, ermittelt durch die Bundes Gesundheitssurveys 18,9% der Männer und 22,5% der Frauen unter Adipositas. Angestiegen bis 2011 auf 23,3% bei den Männern und auf 23,9% bei den Frauen, verdeutlicht dies den dringenden Handlungsbedarf, um Übergewicht gezielt vorzubeugen. Um dies graphisch zu verdeutlichen wurden die Daten vom Robert Koch-Institut (2010, S. 116 f.) herangezogen, welche die Gewichtsverteilung aller deutschen Bundesbürger des Jahres 2010 wiedergibt:

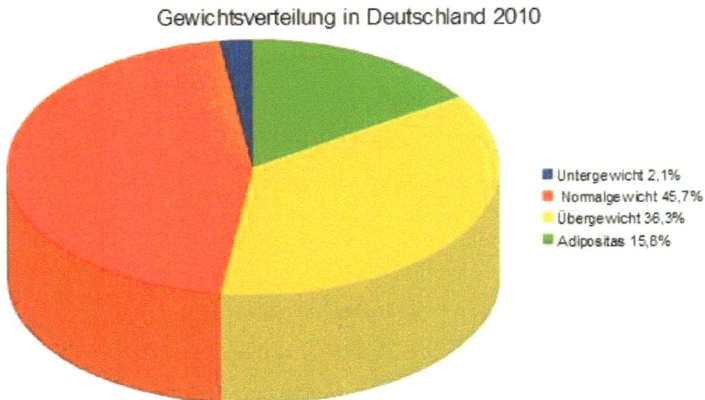

Abb. 1: Gewichtsverteilung aller deutschen Bürger 2010 (eigene Darstellung)

Hierbei wurde Untergewicht definiert als BMI < 18,5 und Normalgewicht als BMI 18,5 – 24,9. Erschreckend ist die Tatsache, dass nicht einmal die Hälfte aller Bundesbürger Normalgewicht haben und Übergewicht zusammen mit Adipositas die Mehrheit ausmacht.

Da Übergewicht einen Risikofaktor für eine Vielzahl weiterer kostenintensiver Erkrankungen wie arterielle Hypertonie und Diabetes Mellitus Typ 2 darstellt, ist es äußerst ratsam, bei der Ernährungsweise anzusetzen, da diese einen erheblichen Anteil an der Entstehung von Übergewicht ausmacht (Schäfer, 2012, S. 13).

1.2 Titel des Kurses

Der Titel des Kurses lautet „Weniger wiegen – Leben genießen. Langfristig und eigenständig." Es wurde darauf geachtet, positive Bilder zu nutzen, einerseits das Hin-Zu-Ziel weniger wiegen, anstelle von beispielsweise einer Formulierung wie weg vom Übergewicht, und andererseits die Formulierung Leben genießen. So kann jeder individuell eine Situation geistig aufmalen, in der er das Leben wieder genießen kann; sei es beim Freibad Besuch nach etlichen Jahren oder dem nun wieder passenden Sommerkleid. Denn Werbung präsentiert positive Botschaften (Willems, 2002, S. 104). Weiterhin spielt die Dauerhaftigkeit und die eigenständige Bereitschaft eine Rolle, sein Leben und damit verbunden die Ernährungsweise nachhaltig zu verbessern. Daher noch der Zusatz Langfristig und eigenständig.

1.3 Handlungsfeld und Präventionsprinzip

Die zugrunde liegenden Präventionsprinzipien des Handlungsfeldes Ernährung finden sich im Sozialgesetzbuch V (2010, §20 Abs. 1) und sind einerseits Vermeidung von Mangel- und Fehlernährung und andererseits die Vermeidung und Reduktion von Übergewicht.

1.4 Wirksamkeitsbeleg der Präventionsmaßnahme

Im Folgenden werden zwei wissenschaftliche Quellen herangeführt, die den engen Zusammenhang von Ernährung und Übergewicht bestätigen und somit eine Präventionsmaßnahme, die auf das Ernährungsverhalten abzielt, rechtfertigen.

4

Tab. 1: Essverhalten als Risikofaktor für die Entstehung von Übergewicht

Untersuchungsgegenstand	Essverhalten als Risikofaktor für die Entstehung von Übergewicht
Studienleiter und Jahr	Oda-Montecinos C., Saldaña C. & Andrès A. (2013).
Versuchspersonen	292 Personen, davon 205 Frauen und 87 Männer, im Alter von 18-64 Jahren mit einem durchschnittlichen BMI von 26,58.
Versuchsaufbau	Mittels verschiedener Fragebögen wurden die Teilnehmer umfassend zu deren Ernährungsverhalten befragt.

Herausgefunden werden konnte, dass Teilnehmer mit Übergewicht (BMI > 25) dazu tendieren, schneller und in größeren Mengen zu essen und meist kalorienreichere Nahrung bevorzugen. Weiterhin fanden sich bei den Übergewichtigen häufiger abnormale Essverhalten. So kann davon ausgegangen werden, dass einerseits das Was bei der Ernährung eine entscheidende Rolle spielt und andererseits das Wie (Oda-Montecinos C., Saldaña C. & Andrès A., 2013, S. 796-802).

Tab. 2: Erforschung von Übergewicht unterstützenden Verhaltensweisen

Untersuchungsgegenstand	Erforschung von Übergewicht unterstützenden Verhaltensweisen. Gegenüberstellung der Effektivität von reiner körperlicher Aktivität und körperlicher Aktivität in Kombination mit Wissensvermittlung zum Thema Ernährung und sportliche Aktivität.
Studienleiter und Jahr	Zoellner J., Hill J. L., Grier K., Chau C., Kopec D., Price B. & Dunn C. (2013).
Versuchspersonen	91 Personen, die mindestens 18 Jahre alt waren, wurden zufällig in zwei Gruppen unterteilt. Gruppe 1 gehörten 44 Personen an und Gruppe 2 insgesamt 47 Personen. Insgesamt waren 91% weiblich und 80% der Teilnehmer übergewichtig.
Versuchsaufbau	Über den 15 wöchigen Zeitraum der Untersuchung wurden Gruppe 1 wöchentlich zweimal Gruppenfitness Kurse angeboten, während Gruppe 2 zusätzlich zu der körperlichen Aktivität Wissen zu den Themen gesundheitsfördernde Ernährung und sportliche Aktivität vermittelt wurde.

Bei dieser Studie konnte herausgefunden werden, dass Gruppe 2 den BMI und den Taillenumfang deutlich verbessern konnte im Vergleich zu Gruppe 1, welche keine Wissensvermittlung zum Thema Ernährungsverhalten erfahren hatte.

Zusätzlich konnte Gruppe 2 erheblich mehr Körpergewicht reduzieren. Somit lässt sich festhalten, dass neben körperlicher Aktivität die Ernährung und das Wissen darüber eine entscheidende Rolle bei der Reduktion und Entstehung von Übergewicht einnehmen (Zoellner J., Hill J. L., Grier K., Chau C., Kopec D., Price B. & Dunn C., 2013, S. 1-11).

1.5 Definieren der Zielgruppe

Um möglichst hohe Erfolge mit der Präventionsmaßnahme erzielen zu können, ist es von Bedeutung, eine genaue Zielgruppe zu definieren, die bestimmte Merkmale aufweist, welche die Sinnhaftigkeit eines Kurskonzeptes zum Thema Ernährung ableiten lässt. Wichtig ist, dass die genannten Merkmale zwar wünschenswert sind, um die Aussicht auf Erfolg hoch zu halten, aber nicht zwingend alle erfüllt sein müssen, um so auch anderen motivierten Personen die Möglichkeit auf ein besseres Leben zu ermöglichen.

<u>Soziodemografische Merkmale:</u>

Czerwinski-Mast et al. (2003, S. 727-731) nennen familiäre Faktoren als einen Grund für die Entstehung von Übergewicht bei Kindern. So neigen Kinder in Familien mit übergewichtigen Eltern eher dazu, auch übergewichtig zu werden, da neben genetischen Prädispositionen auch das erlernte Ernährungsverhalten einen erheblichen Teil dazu beiträgt. So sollen durch die Präventionsmaßnahme vorrangig Eltern angesprochen werden, die so auch direkten Einfluss auf das Ernährungsverhalten ihrer Kinder ausüben können. Daraus abgeleitet werden beide Geschlechter angesprochen, denn wie in Punkt 1.1 dargestellt wurde, betrifft Übergewicht beide Geschlechter. Das Alter der Teilnehmer sollte im Rahmen von 30-70 Jahre liegen, denn nach dem 25. Lebensjahr, ab dem ein Muskelmasse Rückgang einsetzt, steigt die Prävalenz von Übergewicht bis zum 70. Lebensjahr etwa konstant an (Mensink, 2013, S. 12 f.).

Sozialstatus:

Nach Kolip (2004, S. 237 f.) sind besonders Personen und deren Kinder von Übergewicht betroffen, welche einen geringen Bildungshintergrund aufweisen und von den finanziellen Verhältnissen eher benachteiligt sind. Daher sollten Personen in den Fokus rücken, welche keine ausreichende Bildung erfahren haben und über geringe finanzielle Mittel verfügen.

Gesundheitszustand

Für die Zielgruppe relevant sind Personen, die an Übergewicht (BMI $\geq 25 - < 30$ kg/m²) leiden und sonst gesund sind, da der Kurs beim individuellen Verhalten ansetzt und keine Therapie darstellt. Der Risikofaktor Übergewicht sollte gegeben sein, welcher mit 36,3% auch die größte Gruppe in der Gewichtsverteilung unter Punkt 1.1 darstellt.

Gesundheitsverhalten

Hier ist zu sagen, dass Tabakkonsum und Alkoholkonsum einen Risikofaktor darstellen, nicht aber unbedingt Zielgruppen relevant sind, da primär die Ernährung im Fokus steht. Relevant sind die Ernährungsgewohnheiten, welche wie oben beschrieben häufig mit dem Grad der Bildung und den Einkommensverhältnissen zusammen hängen und daher bestimmend für die Zielgruppe sind. Ebenso unter Punkt 1.4 dargestellt, trägt auch körperliche Aktivität dazu bei, Übergewicht zu bekämpfen. Inaktive Personen werden gezielt angesprochen.

Kontraindikationen

Ausschlusskriterien sind behandlungsbedürftige Erkrankungen des Stoffwechsels, psychische Störungen und ein BMI, der über 30 kg/m² liegt.

Teilnehmermotive und Ziele

Diese können in der ersten Kurseinheit schriftlich abgefragt werden mittels eines Fragebogens mit vorgegebenen Antwortmöglichkeiten. Motive und Ziele sind die Reduktion des Übergewichts, Erlernen von gesundheitsrelevantem Essverhalten, Steigerung des Lebensgefühls, Wissensgewinn über das Thema Ernährung.

Zusammenfassend tabellarisch die Zielgruppen Merkmale:

Tab. 3: Zielgruppen Merkmale

Geschlecht	Gemischt
Alter	30-70 Jahre
Familienstand	Jeglicher, bevorzugt Eltern
Bildungsgrad	Eher niedriger Bildungsgrad
Berufliche Stellung	Jegliche
Einkommensverhältnisse	Jegliche, bevorzugt geringes Einkommen
Gesundheitszustand	Übergewicht (BMI 25-30 kg/m²)
Gesundheitsverhalten	Schlechtes Ernährungsverhalten, geringe körperliche Aktivität
Kontraindikationen	Stoffwechselerkrankungen, psychische Störungen, BMI > 30

Zusammenfassend kann gesagt werden, dass diese Merkmale wünschenswert sind, aber nicht jedes unbedingt gegeben sein muss, da auch ein Teilnehmer jünger als 30 Jahre sein kann und keine Kinder hat. Personen, die diese Merkmale jedoch besitzen sollen bewusst auf den Kurs angesprochen werden, indem gezielt Werbung gemacht wird, beispielsweise durch Ärzte. Vor der ersten Kurseinheit wird jeder Teilnehmer gebeten, den Eingangsfragebogen, Anhang 3, auszufüllen, damit der Kursleiter einen anonymen Überblick über die genauen Merkmale der Teilnehmer erhält und so gezielt Schwerpunkte in den einzelnen Kurseinheiten setzen kann und möglichst individuell die Teilnehmermotive beachten kann.

1.6 Zielsetzung der Präventionsmaßnahme

Folgend die übergeordneten Ziele, die mit der Präventionsmaßnahme erreicht werden sollen. Diese Ziele werden unter Punkt 4.1 und 4.2 konkretisiert und in exakt messbare Größen und in Inhalt, Ausmaß und Zeit unterteilt.

Ziel 1: **Anleitung zur eigenständigen, nachhaltigen und ernährungsbewussten Verhaltensweise, um so Krankheiten vorzubeugen und Übergewicht zu reduzieren bzw. zu verhindern.**

Wie durch die in Punkt 1.4 dargestellten Studien bestätigt, betont auch Mühlich (2008, S. 58) die Relevanz einer gesunden Ernährung bei der Reduzierung von Übergewicht, damit dieses nicht zu einem massiven gesellschaftlichen Problem wächst. Von besonderer Bedeutung ist die Motivation, das Verhalten dauerhaft zu verändern, denn nur dann kann das Gewicht langfristig gesenkt werden.

Ziel 2: **Vermittlung von theoretischen Inhalten über einerseits Zusammenhänge von Ernährung und dadurch bedingten Krankheiten und Übergewicht, sowie andererseits über Bestandteile und Bausteine der Nahrung.**

Zoellner et al. (2013, S. 1-11) konnten belegen, dass die Kombination von sportlicher Aktivität und Wissensvermittlung zum Thema Ernährung einen entscheidenden Vorteil bei der Reduktion von Übergewicht ausmacht. Daher wird den Teilnehmern somit auch das nötige Hintergrundwissen vermittelt, was Übergewicht begünstigt, was Folgeerkrankungen sein können und wie man gezielt gegensteuert.

Ziel 3: **Langfristig die Motivation für körperliche Aktivität steigern und diese, neben der bewussten Ernährung, gezielt in den Alltag der Teilnehmer zu integrieren.**

Durch zusätzliche körperliche Aktivität wird der Kalorienverbrauch erhöht, was dem Ziel des Abnehmens entgegen kommt und zusätzlich sich die Relation von Muskelmasse zu Fettmasse zugunsten der Muskelmasse verbessert (Haack, 2009, S. 92). Bestätigen konnte dies auch die unter Punkt 1.4 genannte Studie. Daher werden die Teilnehmer zu einer aktiven Lebensweise motiviert.

2 Inhaltlich-organisatorische Grobplanung des Kurskonzeptes

Nachfolgend ein Überblick über die inhaltlich-organisatorische Grobplanung des Kurskonzeptes. Neben den Basisdaten werden Kursinhalte, benötigte Ressourcen und der Anbieter vorgestellt.

2.1 Basis Daten des Kurskonzeptes

Tab. 4: Basis Daten des Kurskonzeptes

Gesamtdauer	10 Wochen
Kurseinheiten / Woche	1 Kurseinheit je Woche
Dauer einer Kurseinheit (KE)	90 Min.
Zeitaufteilung der Kurseinheiten	30 Min. Theorie; 60 Min. Praxis
Teilnehmerzahl	6 bis maximal 12

Die Gesamtdauer des Kurskonzeptes beträgt 10 Wochen, da innerhalb einer kürzeren Dauer kaum Impulse für eine dauerhafte Verhaltensänderung gesetzt werden können (Papathanassiou, 2013, S. 145). Je Woche eine Kurseinheit.

Die Teilnehmerzahl sollte sich im Rahmen von 6-12 bewegen, da einerseits eine gewisse Mindestanzahl an Teilnehmern für eine lebhafte Diskussion gebraucht wird und andererseits die Möglichkeit auf ein individuelles Eingehen auf die Teilnehmer bestehen sollte (Göhner & Fuchs, 2007, S. 18f).

Praxis ist das bewusste Tun, Theorie die erkundende Erfahrung von Ereignissen und Sachverhalten. Da Praxis nicht unvermittelt geschieht, sondern einer bewussten Entscheidung bedarf, erfordert sie eine aufklärende und leitende Theorie (Schmied-Kowarzik, 2008, S. 23). Eine Kurseinheit besteht daher immer aus einem theoretischen Teil von 30 Minuten und einem praktischen Teil von 60 Minuten. Der theoretische Teil sollte 30 Minuten nicht überschreiten, da sonst eine Informationsüberflutung mit wenig Erinnerungseffekt die Folge für die Teilnehmer wäre (Papathanassiou, 2013, S. 145).

2.2 Allgemeine Kursinhalte

Folgend dargestellt die allgemeinen Kursinhalte unter Berücksichtigung der formulierten Kursziele, angeführten Wirksamkeitsbelege und Begründung.

Zur Übersichtlichkeit noch einmal die übergeordneten Kursziele aus 1.6, welche jeweils dem allgemeinen Kursinhalt zugeordnet werden:

Ziel 1: Anleitung zur eigenständigen, nachhaltigen und ernährungsbewussten Verhaltensweise, um so Krankheiten vorzubeugen und Übergewicht zu reduzieren bzw. zu verhindern.

Ziel 2: Vermittlung von theoretischen Inhalten über einerseits Zusammenhänge von Ernährung und dadurch bedingten Krankheiten und Übergewicht, sowie andererseits über Bestandteile und Bausteine der Nahrung.

Ziel 3: Langfristig die Motivation für körperliche Aktivität steigern und diese, neben der bewussten Ernährung, gezielt in den Alltag der Teilnehmer zu integrieren.

Tab. 5: Allgemeine Kursinhalte

Kursinhalt	Begründung	Kursziele
Vermittlung von Hintergrundwissen zu Entstehung und Folgen von Übergewicht	Durch diesen Kursinhalt werden alle Kursziele einbezogen, da das Wissen zum Thema Entstehung von Übergewicht und Folgeerkrankungen bewusst macht, was droht, wenn man nicht gegensteuert und somit eine Motivation darstellt Krankheiten vorzubeugen, Gewicht zu reduzieren und körperlich aktiv zu werden.	Ziel 1 Ziel 2 Ziel 3
Vermittlung von Hintergrundwissen zu den Bestandteilen der Nahrung	Wer weiß, was er zu sich nimmt und aus was seine Nahrung aufgebaut ist, wird reflektieren und nachvollziehen, wie er essen sollte. So wird Fehl- und Mangelernährung vorgebeugt.	Ziel 2
Praktische Umsetzung in Kochen und Erstellen von Ernährungsplänen	Ein hoher Praxisbezug gewährleistet, dass die Theorie sich festigt und ausprobiert werden kann. Gesundes Kochen macht Spaß und ist effizient.	Ziel 1
Praktische Umsetzung in gemeinsamen Einkauf	Ebenfalls wird mit den Teilnehmern ein zielgerichtetes und gesundes Einkaufsverhalten thematisiert und direkt durchgeführt, denn wer falsch einkauft, kann schwer gesund kochen.	Ziel 1
Vermittlung Wissen körperliche Aktivität in Zusammenhang mit Übergewicht	Körperliche Aktivität unterstützt das Abnehmen positiv und stellt einen gesundheitsfördernden Faktor dar, der nicht zuletzt das Lebensgefühl steigert.	Ziel 3

Die einzelnen Kursinhalte orientieren sich an den Zielsetzungen des Kurses, dem Präventionsprinzip und der Zielgruppe (Papathanassiou, 2013, S. 137).

So verfügt die Zielgruppe über geringe finanzielle Mittel, daher wird bewusstes Einkaufen geübt und gezeigt, dass auch mit wenig Budget gesundes Kochen möglich ist. Die Studien unter Punkt 1.4 belegen, dass neben der Wissensvermittlung auch körperliche Aktivität eine Schlüsselrolle bei der Reduktion von Übergewicht einnimmt, daher werden auch hier die Teilnehmer zu einem aktiveren Lebensstil motiviert. Ebenfalls vom Leitfaden Prävention des GKV-Spitzenverbandes als relevant genannt, ist diese Motivation zu vermehrter sportlicher Aktivität im Alltag, sowie die Durchführung praktischer Maßnahmen, welche durch gemeinsames Kochen und das Erstellen von eigenen individuellen Ernährungsplänen berücksichtigt werden (GKV-Spitzenverband, 2010, S. 47 f.).

So enthält das Kurskonzept neben Risikofaktoren vermeidenden Empfehlungen auch eine Menge gesundheitsfördernder Anteile, um so aktiv und selbstverantwortlich den Lebensstil zu beeinflussen (Papathanassiou, 2013, S. 137).

2.3 Ressourcen

Personelle Ressourcen sind für die Durchführung geeignete Fachkräfte mit einem staatlich anerkannten Berufs- oder Studienabschluss aus dem Bereich Ernährung wie Diätassistenten, Oecotrophologen, Ernährungswissenschaftler und Diplom Ingenieure aus dem Bereich Ernährung (GKV-Spitzenverband, 2010, S. 50).

Dieses Kurskonzept wird von einem erfahrenen Ernährungswissenschaftler geleitet, der stets aktuelle Forschungsergebnisse einbezieht und kritisch hinterfragt.

Materielle Ressourcen sind:

Tab. 6: Materielle Ressourcen

Räumlichkeiten	Kursraum, Küche
Medien	Beamer, Overheadprojektor, Flip Chart, Pinnwand, Eddings, Folienstifte
Teilnehmerunterlagen	Ernährungstagebücher, Zusammenfassende Broschüre, Notizblöcke, Stifte
Hilfsmittel und Utensilien	Kochutensilien, Lebensmittel und Zutaten, Nahrungsmittelwaage, Personenwaage, Nährwert Bücher

2.4 Kursanbieter

Anbieter des Kurses sind die Volkshochschulen, worüber kurz einige Fakten aufgeführt werden.

Erste Volkshochschulen entstanden im Jahre 1918 aus einigen Vorläufern wie der Humboldt-Akademie und hatten das Ziel, der breiten Bevölkerung Bildung zu vermitteln. Die Volkshochschulen sind gemeinnützige Einrichtungen zur Weiterbildung von Erwachsenen. Dabei sind es, wie der Begriff es vielleicht vermuten lässt, keine Hochschulen.

Angeboten werden Kurse, Seminare, Einzelveranstaltungen, Studienreisen und Firmenweiterbildungen. Themenfelder sind unter anderem Politik, Gesellschaft, Umwelt, Sprachen, Kultur, EDV und Gesundheitsbildung. Die Leistungen können recht günstig angeboten werden, da sich die Volkshochschulen neben den fairen Teilnahmeentgelten durch Fördermittel, Spenden und Zuschüsse finanzieren. Bedingt durch die günstigen Preise, können sich die meisten Bevölkerungsschichten eine Teilnahme leisten (Wikipedia, 16.09.2013).

3 Inhaltlich-methodische Detailplanung des Kurskonzeptes

Nachfolgend werden die inhaltliche Detailplanung des Kurskonzeptes unter Angabe der konkreten Lernziele und Lerninhalte aller theoretischen und praktischen Kurseinheiten sowie die Hinweise zur methodischen Gestaltung dargestellt.

3.1 Lernziele und Lerninhalte der einzelnen Kurseinheiten

Zuerst die Lernziele und Lerninhalte der einzelnen Kurseinheiten, unterteilt in Theorie und Praxis. Der jeweilige **Themenschwerpunkt der Kurseinheit ist fett gedruckt**. Im Anschluss daran wird unter Punkt 3.2 die methodische Gestaltung der einzelnen Kurseinheiten thematisiert und abschließend unter Punkt 3.3 der didaktisch-methodische Kursaufbau begründet. HA steht für Hausaufgabe.

Tab. 7: Lernziele und Lerninhalte der einzelnen Kurseinheiten

	Theorie		**Praxis**	
KE	**Lerninhalte**	**Lernziele**	**Lerninhalte**	**Lernziele**
1	▶ Begrüßung ▶ Stundenvorschau ▶ **Zusammenhang Ernährung und Übergewicht und Folgen** ▶ HA: Ernährungstagebuch führen über 1 Woche ▶ Hinweis auf Folgeeinheit	▶ Reiseroute geben ▶ Vermittlung Wissen und Herstellen von Nachvollziehbarkeit ▶ Schulung der Wahrnehmung des eigenen Ernährungsverhaltens	▶ Vorstellungsrunde aller ▶ Erfassung Körpergewicht ▶ Gruppendiskussion möglicher Aufbau eines Ernährungstagebuches, Sinn, Dokumentation, Inhalt ▶ Anfertigung des Blanko-Protokolls ▶ Wissenstest und Mitgabe BSA Fragebogen	▶ Schaffen eines Zugehörigkeitsgefühls, Aufbau einer Vertrauensbasis ▶ Zielvorstellungen austauschen und vergleichen ▶ Meinungsaustausch, verschiedene Anregungen erhalten ▶ Ermittlung des aktuellen Wissensstandes und Reflexion des eigenen Aktivitätsverhaltens
2	▶ Begrüßung ▶ Stundenvorschau ▶ Besprechung HA ▶ **Wissen Nahrungsbaustein: Kohlenhydrate** ▶ HA: Eigenes Ernährungstagebuch und Ernährungsverhalten Kohlenhydrattechnisch verbessern und umsetzen ▶ Hinweis auf Folgeeinheit	▶ Reiseroute geben ▶ Festigen des Lernerfolges und Feedback darüber ▶ Vermittlung Wissen und Herstellen von Nachvollziehbarkeit ▶ Schulung der Wahrnehmung des eigenen Ernährungsverhaltens	▶ Auswahl von guten Kohlenhydrat reichen Produkten aus einer vorgegebenen Menge an Lebensmitteln in der Küche (viele Ballaststoffe, geringe Glykämische Last...) ▶ Gemeinsames Zubereiten einer gesunden Kohlenhydrat betonten Mahlzeit	▶ Umsetzung des Wissens in die Praxis, Möglichkeit direkt Fragen einzubringen ▶ Erlangen der Fähigkeit, alltägliche Kohlenhydrat reiche Mahlzeiten und Snacks durch gesunde Kohlenhydrate zu ersetzen ▶ Erlangen von Handlungskompetenz
3	▶ Begrüßung ▶ Stundenvorschau ▶ Besprechung HA ▶ **Wissen Nahrungsbaustein: Fette** ▶ HA: Eigenes Ernährungstagebuch und Ernährungsverhalten Fett-technisch verbessern und umsetzen ▶ Hinweis auf Folgeeinheit	▶ Reiseroute geben ▶ Festigen des Lernerfolges und Feedback darüber ▶ Vermittlung Wissen und Herstellen von Nachvollziehbarkeit ▶ Schulung der Wahrnehmung des eigenen Ernährungsverhaltens	▶ Auswahl von guten Fett reichen Produkten aus einer vorgegebenen Menge an Lebensmitteln in der Küche ▶ Gemeinsames Zubereiten einer gesunden Fett betonten Mahlzeit	▶ Umsetzung des Wissens in die Praxis, Möglichkeit direkt Fragen einzubringen ▶ Erlangen der Fähigkeit, alltägliche Fett reiche Mahlzeiten und Snacks durch gesunde Fette zu ersetzen ▶ Erlangen von Handlungskompetenz
4	▶ Begrüßung ▶ Stundenvorschau ▶ Besprechung HA	▶ Reiseroute geben		

14

	Theorie		Praxis	
KE	**Lerninhalte**	**Lernziele**	**Lerninhalte**	**Lernziele**
4	► **Wissen Nahrungsbaustein: Proteine** ► HA: Eigenes Ernährungstagebuch und Ernährungsverhalten Protein-technisch verbessern und umsetzen ► Hinweis auf Folgeeinheit	► Festigen des Lernerfolges und Feedback darüber ► Vermittlung Wissen und Herstellen von Nachvollziehbarkeit ► Schulung der Wahrnehmung des eigenen Ernährungsverhaltens	►Auswahl von guten Protein reichen Produkten aus einer vorgegebenen Menge an Lebensmitteln in der Küche ► Gemeinsames Zubereiten einer gesunden Protein betonten Mahlzeit	► Umsetzung des Wissens in die Praxis, Möglichkeit direkt Fragen einzubringen ► Erlangen der Fähigkeit, alltägliche Mahlzeiten und Snacks durch gesunde Protein reiche zu ersetzen, Handlungskompetenz
5	► Begrüßung ► Stundenvorschau ► Besprechung HA ► **Wissen Mikronährstoffe** ► HA: Eigenes Ernährungstagebuch und Ernährungsverhalten Mikronährstoff-technisch verbessern und umsetzen ► Hinweis auf Folgeeinheit	► Reiseroute geben ► Festigen des Lernerfolges und Feedback darüber ► Vermittlung Wissen und Herstellen von Nachvollziehbarkeit ► Schulung der Wahrnehmung des eigenen Ernährungsverhaltens	►Auswahl von guten Mikronährstoff reichen Produkten aus einer vorgegebenen Menge an Lebensmitteln in der Küche ► Gemeinsames Zubereiten einer gesunden Mikronährstoff reichen Mahlzeit ► Erneutes Bestimmen des eigenen Körpergewichtes	► Umsetzung des Wissens in die Praxis, Möglichkeit direkt Fragen einzubringen ► Erlangen der Fähigkeit, alltägliche Mahlzeiten und Snacks durch gesunde Mikronährstoff reiche zu ersetzen ► Schaffen von Teilzielen und Aufbau und Erhalt der Motivation
6	► Begrüßung ► Stundenvorschau ► Besprechung HA ► **Wissen Vegetarische Küche und alternative Ernährungsformen** ► Hinweis auf Folgeeinheit	► Reiseroute geben ► Festigen des Lernerfolges und Feedback darüber ► Vermittlung Wissen und Herstellen von Nachvollziehbarkeit ► Schulung der Wahrnehmung des eigenen Ernährungsverhaltens	► Gruppenaustausch Erfahrungen mit vegetarischer und anderer Ernährungsformen ► Gemeinsames Zubereiten einer gesunden vegetarischen Mahlzeit in Kombination mit dem bisherigen Gelernten	► Meinungsaustausch, verschiedene Anregungen erhalten ► Sammeln praktischer Erfahrungen mit verschiedenen Ernährungsweisen, Horizonterweiterung ► Erlangen von Handlungskompetenz
7	► Begrüßung ► Stundenvorschau ► **Wissen Körperliche Aktivität im Zusammenhang mit Übergewicht** ► Hinweis auf Folgeeinheit	► Reiseroute geben ► Vermittlung Wissen und Herstellen von Nachvollziehbarkeit ►Motivation und Eigenverantwortlichkeit für körperliche Aktivität erhöhen	► Gruppenaustausch Erfahrungen mit körperlicher Aktivität ► Gemeinsames Erarbeiten von Möglichkeiten, körperliche Aktivität langfristig in den Alltag zu integrieren, Motive, Erwartungen, Hindernisse	► Meinungsaustausch, verschiedene Anregungen erhalten ► Erhöhung der Motivation neben der Ernährung aktiv Bewegung in den Alltag zu bringen und Erlernen von Strategien mit Hindernissen umzugehen

	Theorie		Praxis	
KE	**Lerninhalte**	**Lernziele**	**Lerninhalte**	**Lernziele**
8	▶ Begrüßung ▶ Stundenvorschau ▶ **Wissen Tricks der Lebensmittelindustrie, Einkaufsverhalten** ▶ HA: Eigenes Einkaufsverhalten reflektieren ▶ Hinweis auf Folgeeinheit	▶ Reiseroute geben ▶ Vermittlung Wissen und Herstellen von Nachvollziehbarkeit ▶ Schulung der Wahrnehmung des eigenen Einkaufsverhaltens	▶ Gemeinsames Einkaufen in einem nahegelegenen Lebensmittelmarkt / Supermarkt, um ein Gericht zubereiten zu können, welches das bisher Gelernte berücksichtigt, Aufteilung in Gruppen und Aufheben der Kassenbons	▶ Meinungsaustausch, verschiedene Anregungen erhalten ▶ Umsetzung des Wissens in die Praxis, Möglichkeit direkt Fragen einzubringen ▶ Erlangen von Handlungskompetenz
9	▶ Begrüßung ▶ Stundenvorschau ▶ Besprechung HA ▶ **Wiederholung des Gelernten und Auswertung der aufgehobenen Kassenbons von KE 8** ▶ Hinweis auf Folgeeinheit	▶ Reiseroute geben ▶ Festigen des Lernerfolges und Feedback darüber ▶ Vertiefung des Gelernten	▶ Austausch über die stetig verbesserten Ernährungstagebücher, so wurden im Laufe der KE die ungesunden Lebensmittel ersetzt durch gesunde Alternativen und direkt im eigenen Ernährungstagebuch rot festgehalten	▶ Meinungsaustausch, verschiedene Anregungen erhalten ▶ Umsetzung des Wissens in die Praxis, Möglichkeit direkt Fragen einzubringen ▶ Festigung des Gelernten
10	▶ Begrüßung ▶ Stundenvorschau ▶ **Wiederholung des Gelernten** ▶ Mitgabe zusammenfassender Broschüre und Austausch der Mailadressen ▶ Dank und Verabschiedung der Teilnehmer	▶ Reiseroute geben ▶ Festigen des Lernerfolges und Feedback darüber ▶ Vertiefung des Gelernten ▶ Teilnehmer bleiben in Kontakt und sind nicht auf sich alleine gestellt	▶ Austausch über Erfolge, Barrieren, Umsetzbarkeit im Alltag ▶ Feedback und Überprüfung der Zielsetzungen durch erneute Körpergewichtsbestimmung und erneuten BSA Fragebogen und gleichen Wissenstest	▶ Meinungsaustausch, verschiedene Anregungen erhalten ▶ Erfolg durch Messen sichtbar machen und somit Motivation steigern ▶ Wissen festigen

In Kurseinheit 1 wird das Körpergewicht eines jeden Teilnehmers mittels einer Personenwaage genau bestimmt, dies wird in Einheit 5 und 10 wiederholt. Zudem wird der aktuelle Wissensstand mit einem Fragebogen (Anhang 1) abgeprüft, welcher aber nur vom Kursleiter privat ausgewertet wird, damit der Re-Test mit gleichem Fragebogen in Kurseinheit 10 nicht verfälscht wird und somit aufzeigt, wie sich das Wissen verbessert hat. Weiterhin findet in Einheit 1 die Abfrage der Bewegungs- und Sportaktivität (Anhang 2) statt. Diese wird zur zehnten Einheit auch erneut durchgeführt. Genaueres unter Punkt 4.

3.2 Methodische Gestaltung

Tab. 8: Methodische Gestaltung

KE	Schwerpunkt	Vermittlungsform	Medieneinsatz
1	Zusammenhang Ernährung und Übergewicht und Folgen	Theorie: Frontalunterricht Praxis: Gruppendiskussion, Partnerarbeit	Beamer, Overheadprojektor, Moderationswand
2	Wissen Nahrungsbaustein: Kohlenhydrate	Theorie: Frontalunterricht Praxis: Projektorientiertes Handeln	Beamer, Overheadprojektor, Flipchart
3	Wissen Nahrungsbaustein: Fette	Theorie: Frontalunterricht Praxis: Projektorientiertes Handeln	Beamer, Overheadprojektor, Flipchart
4	Wissen Nahrungsbaustein: Proteine	Theorie: Frontalunterricht Praxis: Projektorientiertes Handeln	Beamer, Overheadprojektor, Flipchart
5	Wissen Mikronährstoffe	Theorie: Frontalunterricht Praxis: Projektorientiertes Handeln	Beamer, Overheadprojektor, Flipchart
6	Wissen Vegetarische Küche und alternative Ernährungsformen	Theorie: Frontalunterricht Praxis: Gruppendiskussion, Projektorientiertes Handeln	Beamer, Overheadprojektor, Flipchart, Moderationswand
7	Wissen Körperliche Aktivität im Zusammenhang mit Übergewicht	Theorie: Frontalunterricht Praxis: Gruppendiskussion, Projektorientiertes Handeln	Beamer, Overheadprojektor, Flipchart, Moderationswand
8	Wissen Tricks der Lebensmittelindustrie, Einkaufsverhalten	Theorie: Frontalunterricht Praxis: Projektorientiertes Handeln	Beamer, Overheadprojektor, Flipchart
9	Wiederholung des Gelernten und Auswertung der aufgehobenen Kassenbons von KE 8	Theorie: Frontalunterricht, Partnerarbeit Praxis: Projektorientiertes Handeln	Beamer, Overheadprojektor, Flipchart, Moderationswand
10	Wiederholung des Gelernten	Theorie: Frontalunterricht Praxis: Gruppendiskussion	Beamer, Overheadprojektor, Flipchart

Zu den Vermittlungsformen ist zu sagen, dass die Theorie durch Frontalunterricht vermittelt wird, der sich im Optimalfall in vier Stufen gliedert:

17

Darbieten

Darbieten eines neuen Themas durch Pädagog_innen/Schüler_innen, Grundlagenwissen

Konstruktives Durcharbeiten

individuelle Auseinandersetzung mit dem Thema, Klassengespräch, Verbalisierung des Themas durch Schüler_innen

Übendes Wiederholen

individuelle Sicherung des Verständnisses durch differenzierte Übungsaufgaben, Hilfen bei Lernschwierigkeiten

Problemorientiertes Anwenden

problemorientiertes Anwenden des neuen Wissens im neuen Kontext (Transferieren), differenzierte Anwendungsaufgaben, verschiedene Sozialformen

Abb. 2: Arbeitsphasen des Frontalunterrichts (Wiechmann, 2000, S. 22)

Es wird also auch während des Frontalunterrichts gewährleistet, dass sich jeder Teilnehmer individuell mit dem Thema auseinandersetzen kann, Wortbeiträge bringen kann, Fragen stellen kann und das Problemorientierte Anwenden direkt im Praxisteil stattfindet. Ein weiterer Vorteil des Frontalunterrichts ist es, dass alle Teilnehmer auf einen nahezu gleichen Wissensstand gebracht werden können. Voraussetzung ist ein Kursleiter, der durch Persönlichkeit und didaktische Kompetenzen überzeugt (Hohnstein, 2013, S. 26 f.).

Das projektorientierte Handeln fördert ebenso wie die Partnerarbeit die Entwicklung der Sozialkompetenz, indem alle Teilnehmer planen, organisieren, durchführen, präsentieren und reflektieren (Hohnstein, 2013, S. 82).

Gruppendiskussionen helfen sich klar auszudrücken, seine Meinung zu begründen und die anderer zu dulden und als neuen Anreiz zu sehen (Woolfolk, 2008, S. 606). Zum Einsatz der Medien ist zu sagen, dass alle aufgeführten Medien einsatzbereit sind und je nach Vorteilen individuell eingesetzt werden können. Die Teilnehmer bringen sich an der Moderationswand immer wieder mit ein.

3.3 Begründung des didaktisch-methodischen Kursaufbaus

Hier ist zu sagen, dass der didaktisch-methodische Aufbau sich an den Bedürfnissen und den Lernvoraussetzungen der Zielgruppe orientiert (Papathanassiou, 2013, S. 137). So kann davon ausgegangen werden, da die Zielgruppe über geringe finanzielle Mittel verfügt, dass auch ein sparsames bewusstes Einkaufsverhalten definitiv zur Besserung der Ernährungssituation beitragen kann. Daher ist eine komplette Kurseinheit dafür angedacht, eine Anleitung für zielgerichtetes Einkaufen zu geben und dies auch praktisch umzusetzen und auszuwerten.

Weiterhin ist eine Einheit angedacht, um neben der Ernährung auch das Thema körperliche Aktivität anzusprechen, denn die Zielgruppe ist unter anderem dadurch charakterisiert, dass sie wenig körperliche Betätigung aufweist. Neben der Motivation zu vermehrter Bewegung im Alltag spielt die Vermittlung des Wissens zum Thema Ernährung und Übergewicht eine große Rolle, wie die Wirksamkeitsbelege unter Punkt 1.4 bestätigen (Zoellner J., Hill J. L., Grier K., Chau C., Kopec D., Price B. & Dunn C., 2013, S. 1-11). Durch den praktischen Teil einer jeden Kurseinheit wird die Selbstständigkeit und Eigeninitiative der Teilnehmer gefördert, indem konkrete Handlungsempfehlungen gemeinsam erarbeitet und direkt umgesetzt werden. Dies deckt sich auch mit den Kurszielen die da sind, das Wissen zu vergrößern, die Ernährungsweise zu verbessern und zu mehr körperlicher Aktivität zu motivieren. Der gleichmäßige Aufbau einer Kurseinheit durch die gleiche Zeitverteilung von Theorie und Praxis und die Stundenvorschau, welche eine Reiseroute gibt, stellt eine Art Ritual dar. Dies hat eine entlastende Funktion, da der Aufbau nicht ständig neu eingeführt werden muss und somit eine Konzentration auf das Wesentliche statt findet (Hohnstein, 2013, S. 11).

Die beiden letzten Kurseinheiten werden bewusst genutzt, um zu wiederholen und Zeit zu haben, individuelle Erfolge zu feiern, Rückschläge zu besprechen und Barrieren anzugehen, die sich ergeben könnten. Das Wiederholen ist von entscheidender Bedeutung, um Informationen im Langzeitspeicher des Gedächtnisses zu verankern (Gasser, 2011, S. 21). Die Teilnehmer werden während des Theorie Teils bewusst dazu animiert, sich Notizen schriftlich festzuhalten, denn eine Mitschrift ermöglicht eine gedankliche Rekonstruktion der Kursinhalte nach längeren Zeiträumen. Zusätzlich stellt sich ein höherer Lernerfolg durch mehrkanaliges Arbeiten ein, da Zuhören, Mitdenken und Mitschreiben simultan ablaufen (Berning, 2005, S. 135). Auf Handouts wird daher verzichtet.

Die Hausaufgaben sind kein Zwang, stellen jedoch ein hilfreiches Werkzeug dar, das Gelernte direkt umzusetzen, indem der eigene Ernährungsplan hinsichtlich des neu gewonnenen Wissens verbessert wird. Hausaufgaben vertiefen das Wissen, fördern das selbstständige Arbeiten und machen den Lernerfolg überprüfbar (Miethner, Schmidt & Schmitz, 2008, S. 73 f.).

Um gesundheitsförderliches Verhalten aufzubauen und aufrecht zu erhalten, ist es unter anderem wichtig, wirksame Strategien der Handlungskontrolle zu entwickeln, wozu eben auch die Hausaufgaben beitragen, indem sie das Handeln durch außer kursliches Aufarbeiten des erlangten Wissens beeinflussen. Weiterhin ist die Existenz positiver Konsequenzerfahrungen mit dem neuen Verhalten ausschlaggebend. So können die Teilnehmer Teilerfolge Richtung Ziel feiern, indem zum Beispiel das Körpergewicht zur fünften Kurseinheit erneut gemessen wird, und so neue Motivationsschübe entstehen. Wie diese Zielerreichung überprüft wird, soll der folgende Punkt darlegen.

4 Dokumentation und Evaluation des Kurskonzeptes

Um die Erreichung der formulierten Kursziele des Kurskonzeptes zu überprüfen, werden diese drei Ziele nun in quantifizierbare Interventionsziele überführt und abschließend tabellarisch mit Angabe des Zielindikators, der Erhebungsmethode und des Erhebungsinstrumentes dargestellt. Der Zeitpunkt des Einsatzes der Erhebungsinstrumente, also die Messzeitpunkte, werden zum Schluss graphisch dargestellt.

Ziel 1: **Anleitung zur eigenständigen, nachhaltigen und ernährungsbewussten Verhaltensweise, um so Krankheiten vorzubeugen und Übergewicht zu reduzieren bzw. zu verhindern.**

Wird überführt in das messbare Interventionsziel Gewichtsreduktion.

Ziel 2: Vermittlung von theoretischen Inhalten über einerseits Zusammenhänge von Ernährung und dadurch bedingten Krankheiten und Übergewicht, sowie andererseits über Bestandteile und Bausteine der Nahrung.

Wird überführt in das messbare Interventionsziel Steigerung des Wissens.

Ziel 3: Langfristig die Motivation für körperliche Aktivität steigern und diese, neben der bewussten Ernährung, gezielt in den Alltag der Teilnehmer zu integrieren.

Wird überführt in das messbare Interventionsziel Steigerung der körperlichen Aktivität.

Tab. 9: Dokumentation und Evaluation des Kurskonzeptes

Interventionsziel	Zielindikator	Erhebungsmethode	Erhebungsinstrument
Gewichtsreduktion um 6 kg des Ausgangsgewichtes	Körpergewichtsverlust in kg	Biometrie (Wiegen)	Kalibrierte Personenwaage
Steigerung des Wissens über Ernährung um 25%	Erreichte richtige Beantwortung der Fragen	Standardisierte schriftliche Befragung	Wissens-Fragebogen Anhang 1
Steigerung der körperlichen Aktivität auf mindestens 150 Min. pro Woche	Körperliche Aktivität in Min. pro Woche	Standardisierte schriftliche Befragung	BSA Fragebogen Anhang 2

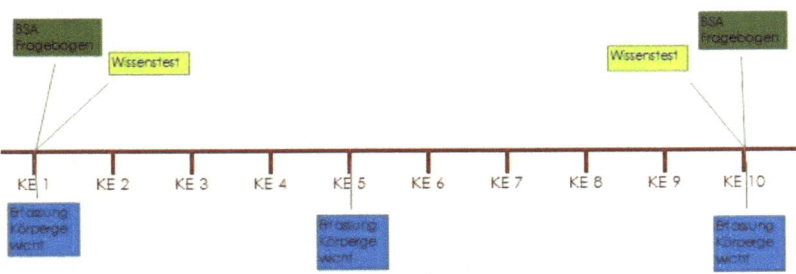

Abb. 3: Messzeitpunkte, eigene Darstellung

21

Die Erfassung des Körpergewichts findet zur ersten, fünften und letzten Kurseinheit statt, die auch als Einheit für die vergangenen Wochen stehen können. Realistisch ist nämlich eine Gewichtsreduktion um etwa 1,5 – 2 kg je Monat (Kriegel & Roschinsky, 2009, S. 56). Daher wird nach einem Monat und einem knappen weiteren Monat das Körpergewicht bestimmt.

Das Wissen wird anfangs mittels eines Multiple Choice Fragebogens von jedem Kursteilnehmer einzeln erfasst und nur vom Kursleiter privat ausgewertet, damit die Lösungen nicht schon vorneweg bekannt sind. Die gleichen Fragen werden in der letzten Kurseinheit nochmals abgeprüft und ausgewertet, inwieweit sich die Anzahl der richtig beantworteten Fragen erhöht hat und somit auch der Wissensstand.

Der BSA Fragebogen, der für die Messung der Bewegungs- und Sportaktivität steht, wird in der ersten und letzten Kurseinheit ausgefüllt, um anfangs einen Einblick über das Gesundheitsverhalten der Teilnehmer zu erhalten und abschließend zu überprüfen, inwieweit sich das Aktivitätsniveau der einzelnen Kursteilnehmer gesteigert hat. Da sich ein Verhalten nicht binnen weniger Tage verändert, wird der Fragebogen erst am Ende der Kurseinheiten erneut ausgefüllt, zwischendurch aber immer mal wieder Rückfragen des Kursleiters nach der siebten Kurseinheit gestellt, wie es mit der Integration der körperlichen Aktivität in den Alltag klappt.

5 Literaturverzeichnis

Berger, R. (2011). *Fragebogen zur Übung: Praktische Datenerhebung.* Universität Leipzig: Institut für Soziologie. Zugriff am: 29.11.2013. Verfügbar unter http://www.uni-leipzig.de/~sozio/mitarbeiter/m53/content/dokumente/621/Fragebogen_Gruppe_A.pdf

Berning, J. (2005). *Textwissen und Schreibbewusstsein: Beiträge aus Forschung und Praxis.* Münster: Lit.

Czerwinski-Mas, M., Danielzi, S., Asbeck, I., Langnäse, K., Spethmann, C. & Müller, M. J. (2003). Kieler Adipositaspräventionsstudie (KOPS): Konzept und erste Ergebnisse der Vierjahres-Nachuntersuchungen. *Bundesgesundheitsblatt, 2003 (46),* 727-731.

Fuchs, R. (2012). *Messung der Bewegungs- und Sportaktivität: Der BSA-Fragebogen.* Freiburg: Institut für Sport und Sportwissenschaft. Zugriff am: 20.11.2013. Verfügbar unter http://www.sport.uni-freiburg.de/institut/Arbeitsbereiche/psychologie/messinstrumente/bsa-fragebogen.pdf

Gasser, J. (2011). *Erfolgreich lernen: Praxis-Tipps für sofortigen und nachhaltigen Lernerfolg!.* Norderstedt: Books on Demand GmbH.

GKV-Spitzenverband (2010). *Leitfaden Prävention: Handlungsfelder und Kriterien des GKV-Spitzenverbandes zur Umsetzung von §§ 20 und 20a SGB V vom 21. Juni 2000 in der Fassung vom 27. August 2010.* Berlin: GKV-Spitzenverband

Göhner, W., & Fuchs, R. (2007). *Änderung des Gesundheitsverhaltens. MoVo-Gruppenprogramme für körperliche Aktivität und gesunde Ernährung.* Göttingen: Hogrefe.

Haack, F. (2009). *Sportangst und Sportmotivation bei Übergewicht und Adipositas.* Berlin: Logos.

Hohnstein, E. (2013). *Empfehlungen zur didaktisch-methodischen Gestaltung eines zieldifferenten Unterrichts in Grund- und Realschule.* Erfurt: Uni-Erfurt. Zugriff am: 26.11.2013. Verfügbar unter https://www.uni-erfurt.de/fileadmin/public-docs/Sonder_Sozialpaedagogik/Anenzephalie/Preisverleihung_Leben_pur/1_AG_DidaktikMethodik.pdf

Kolip, P. (2004). Der Einfluss von Geschlecht und sozialer Lage auf Ernährung und Übergewicht im Kindesalter. *Bundesgesundheitsblatt, 2004 (47)*, 235-239.

Kriegel, R. & Roschinsky J. (2009). *Sport und Bewegung bei Diabetes: Ein Ratgeber für die Praxis.* Aachen: Meyer & Meyer

Mensink, G. (2013). Übergewicht und Adipositas in Deutschland: Journalistenseminar Ernährungsbericht 2012, *Robert Koch-Institut, Berlin.* 12f. Zugriff am: 03.11.2013. Verfügbar unter http://www.dge.de/pdf/presse/2013/js/Folien-Mensink-Uebergewicht-DGE-JS-EB2012.pdf

Mensink, G. B. M., Schienkiewitz, A., Haftenberger, M., Lampert, T., Ziese, T. & Scheidt-Nave, C. (2013). Übergewicht und Adipositas in Deutschland: Ergebnisse der Studie zur Gesundheit Erwachsener in Deutschland (DEGS1). *Bundesgesundheitsblatt, 2013 (56)*, 786-794.

Miethner, S., Schmidt, M. & Schmitz B. (2008). *Mein Kind lernt lernen: ein Praxisbuch für Eltern.* Stuttgart: Klett-Cotta

Mühlich, F. (2008). Übergewicht als Politikum?. *Normative Überlegungen zur Ernährungspolitik Renate Künasts.* Wiesbaden: VS Verlag für Sozialwissenschaften.

Oda-Montecinos, C., Saldaña, C. & Andrès, A. (2013). Eating behaviors are risk factors for the development of overweight. *Nutrition Research, 2013 (Volume 33 Issue 10),* 796-802.

Papathanassiou, V. (2013). Studienbrief Konzepte und Strategien der individuellen Gesundheitsförderung. Saarbrücken: Deutsche Hochschule für Prävention und Gesundheitsmanagement.

Robert Koch-Institut (Hrsg) (2012) Daten und Fakten: Ergebnisse der Studie Gesundheit in Deutschland aktuell 2010, *Beiträge zur Gesundheitsberichterstattung des Bundes,* 116 f. Zugriff am: 28.10.2013. Verfügbar unter http://www.gbe-bund.de/gbe10/owards.prc_show_pdf?p_id=15265&p_sprache=d&p_uid=&p_aid=&p_lfd_nr=1#search=%22Adipositas%22

Schäfer, J. (2012). *Übergewicht und Adipositas bei Kindern: Folgeerkrankungen und die Therapiewirkungen auf metabolische Marker.* Hamburg: Diplomica.

Schmied-Kowarzik, W. (2008). *Das dialektische Verhältnis von Theorie und Praxis in der Pädagogik.* Kassel: kassel university press GmbH.

Sozialgesetzbuch V (1989). *Prävention und Selbsthilfe.* In der Fassung vom 27.08.210, SGB. V, §20 Abs. 1.

Wiechmann, J. (2000). *Zwölf Unterrichtsmethoden: Vielfalt für die Praxis.* Weinheim: Beltz.

Wikipedia (16.09.2013). *Volkshochschule.* Zugriff am: 10.11.2013. Verfügbar unter http://de.wikipedia.org/wiki/Volkshochschule

Willems, H. (2002). *Die Gesellschaft der Werbung: Kontexte und Texte ; Produktionen und Rezeptionen ; Entwicklungen und Perspektiven.* Wiesbaden: Westdeutscher Verlag GmbH.

Woolfolk, A. (2008). *Pädagogische Psychologie.* München: Pearson

Zoellner, J., Hill, J. L., Grier, K., Chau, C., Kopec, D., Price, B. & Dunn, C. (2013). Randomized controlled trial targeting obesity-related behaviors: Better Together Healthy Caswell County. *Preventing Chronic Disease, 2013 (Volume 10),* 1-11

6 Abbildungs- und Tabellenverzeichnis

6.1 Abbildungsverzeichnis

6.2 Tabellenverzeichnis

Abkürzungen

BMI = Body Mass Index

bzw. = beziehungsweise

HA = Hausaufgabe

KE = Kurseinheit

Min. = Minuten

Anhang

Anhang 1: Wissens-Fragebogen zum Thema Ernährung

Kreuzen Sie bitte nachfolgend die richtige Antwort an.
Je Frage ist eine Antwort richtig.

1. Was versteht man unter dem Glykämischen Index? Er ist ein Maß für...
o wie hoch der Kaloriengehalt eines Lebensmittels ist.
o wie stark der Blutfettspiegel nach dem Genuss eines Lebensmittels ansteigt.
o wie stark der Blutzuckerspiegel nach dem Genuss eines Lebensmittels ansteigt.

2. Was misst der Body-Mass-Index (BMI)?
o den Körperfettanteil
o das Verhältnis von Körpergewicht zum Quadrat der Körperlänge
o den Bewegungs-Verhalten-Index

3. Was sagt die Kampagne „5 am Tag" aus?
o 5 Mahlzeiten am Tag essen
o 5 Tassen koffeinhaltige Getränke am Tag
o 5 Portionen Obst und Gemüse täglich

4. Welcher Nährstoff enthält den höchsten Kaloriengehalt pro Gramm?
o Fett
o Alkohol
o Kohlenhydrate

5. Welche Aussage zu Trans-Fettsäuren ist richtig?
o Trans-Fettsäuren entstehen bei der Härtung von pflanzlichen Fetten.
o Trans-Fettsäuren sind reichlich in Fischprodukten enthalten.
o Rapsöl und Walnussöl enthalten reichlich Trans-Fettsäuren.

6. Wie viele Kilokalorien muss man einsparen um 1 kg Körperfettgewebe zu verlieren?
o etwa 5000
o etwa 10000
o etwa 7000

7. Welche der Vorstellungen ist wissenschaftlich bewiesen?
o Man nimmt nur bis zu einem genetisch vorprogrammierten Gewicht zu.
o Schwere Knochen können ein Grund für Übergewicht sein.
o Bei einer positiven Energiebilanz, also wenn man mehr isst, als man verbraucht, nimmt man zu.

8. Welche der genannten verzehrfertigen Beilagen hat den geringsten Energiegehalt pro 100g?
o Pommes Frites
o Nudeln
o Pellkartoffeln

9. Welches der nachfolgenden Getränke hat den größten Fruchtanteil?
o Fruchtnektar
o Fruchtsaftgetränk
o Fruchtsaft

10. Realistisch ist eine gesunde Körpergewichtsreduktion um 1,5 – 2 Kilogramm in
o einer Woche
o zwei Wochen
o einem Monat

Abb. 3: Wissensfrage-Bogen zum Thema Ernährung, eigene Darstellung

Anhang 2: BSA Fragebogen

Messung der Bewegungsaktivität

Die Bewegungsaktivität wird mit insgesamt acht Items erfragt:

1	An wie vielen Tagen und wie lange haben Sie die folgenden Aktivitäten in den letzten 4 Wochen ausgeübt?		
Zu Fuß zur Arbeit gehen (auch längere Teilstrecken)	an …… Tagen während der 4 Wochen	ca. …… Minuten pro Tag	nicht gemacht ☐
Zu Fuß zum Einkaufen gehen	an …… Tagen während der 4 Wochen	ca. …… Minuten pro Tag	nicht gemacht ☐
Fahrrad fahren zur Arbeit	an …… Tagen während der 4 Wochen	ca. …… Minuten pro Tag	nicht gemacht ☐
Fahrrad fahren zu sonstigen Fortbewegungszwecken	an …… Tagen während der 4 Wochen	ca. …… Minuten pro Tag	nicht gemacht ☐
Gartenarbeit (z.B. Rasen mähen, Hecke schneiden)	an …… Tagen während der 4 Wochen	ca. …… Minuten pro Tag	nicht gemacht ☐
Körperlich anstrengende Hausarbeit (z.B. Putzen, Aufräumen)	an …… Tagen während der 4 Wochen	ca. …… Minuten pro Tag	nicht gemacht ☐
Körperlich anstrengende Pflegearbeit (z.B. Kinder betreuen, Kranke pflegen)	an …… Tagen während der 4 Wochen	ca. …… Minuten pro Tag	nicht gemacht ☐

Treppensteigen	an …… Tagen während der 4 Wochen	ca. …… Stockwerke pro Tag	nicht gemacht ☐

Abb. 4: BSA Fragebogen Teil 1 (Fuchs, 2012, S.3)

29

Messung der Sportaktivität

Das Ausmaß der *sportlichen Aktivität* wird gemessen, indem die Teilnehmer gefragt werden, ob sie in den letzten 4 Wochen regelmäßige sportliche Aktivität betrieben haben. Falls dies der Fall ist, werden die Art der sportlichen Aktivität (welche sportliche Aktivität?), die Häufigkeit der Ausübung (wie oft in den letzten 4 Wochen?) und die Dauer pro Ausübung (wie lange bei jedem Mal in Minuten) abgefragt. Diese Angaben werden im Index „SPORTAKTIVITÄT" zusammengefasst. Die Einheit des Indexes ist „Minuten pro Monat" oder durch Umrechnung (Division des Monatswerts durch 4,3) „Minuten pro Woche". Im Index werden ggf. nur solche Aktivitäten berücksichtigt, die größere Muskelgruppen beanspruchen und zur Verbesserung von Ausdauer, Kraft, Beweglichkeit und/oder Koordination führen

2	Haben Sie **in den letzten 4 Wochen** regelmäßige sportliche Aktivität betrieben?	
☐ ja ⇨ weiter mit Frage **3**		☐ nein ⇨ weiter mit Frage **xy**

3	Um welche sportliche(n) Aktivität(en) handelt es sich dabei?		
A	**B**	**C**
………………………	………………………	………………………
(bitte hier eintragen)	(bitte hier eintragen)	(bitte hier eintragen)
Aktivität **A** habe ich in den letzten 4 Wochen	Aktivität **B** habe ich in den letzten 4 Wochen	Aktivität **C** habe ich in den letzten 4 Wochen
ca. ☐☐ Mal ausgeübt,	ca. ☐☐ Mal ausgeübt,	ca. ☐☐ Mal ausgeübt,
und zwar **bei jedem Mal** für ca.	und zwar **bei jedem Mal** für ca.	und zwar **bei jedem Mal** für ca.
☐☐☐ Minuten	☐☐☐ Minuten	☐☐☐ Minuten

Abb. 5: BSA Fragebogen Teil 2 (Fuchs, 2012, S.4)

Anhang 3: Eingangsfragebogen

Der Wert 5 bedeutet, dass Sie der Aussage *"voll und ganz zustimmen"*, der Wert 1 bedeutet, dass Sie der Aussage *"überhaupt nicht zustimmen"*. Mit den Werten dazwischen können Sie Ihre Meinung abstufen.

(Hinweise zur Anonymität: Es erfolgt keine Erfassung Ihres Namens. Der Fragebogen enthält nur eine Nummer und wird daher anonym ausgewertet.)

Aussagesatz	Stimme voll und ganz zu 1	Stimme zu 2	Weder noch 3	Stimme nicht zu 4	Stimme überhaupt nicht zu 5
1. Beim Einkauf von Nahrungsmitteln achte ich hauptsächlich auf den Preis.					
2. Nahrungsmittel aus biologischem Anbau sind gesünder.					
3. Ich achte darauf, mich ausgewogen zu ernähren.					
4. Ich versuche Zucker zu vermeiden.					
5. Vollkornprodukte sind für eine gesunde Ernährung vorzuziehen.					
6. Ausreichend Vitamine kann man auch durch Vitamintabletten zu sich nehmen.					
7. Es ist mir wichtig, täglich Gemüse zu essen.					
8. Selbstgekochtes Essen ist gesünder als gekauftes Essen.					
9. Ich setze mich häufig mit dem Thema „gesunde Ernährung" auseinander.					
10. Viele Krankheiten, wie z.B. Diabetes oder erhöhter Blutdruck, werden im Wesentlichen durch eine ungesunde Ernährung ausgelöst.					
11. Ich finde, dass Bioprodukte einen besseren Geschmack haben.					

Abb. 6: Eingangsfragebogen Teil 1 (Berger, 2011, S. 1)

	Stimme voll und ganz zu 1	Stimme zu 2	Weder noch 3	Stimme nicht zu 4	Stimme überhaupt nicht zu 5
12. Vegetarier ernähren sich gesünder.					
13. Es ist mir wichtig, täglich Obst zu essen.					
14. Ich bin bereit für Fleisch oder Eier aus artgerechter Tierhaltung, mehr Geld auszugeben.					
15. Ich achte stark auf Inhalts- und Zusatzstoffe in den Lebensmitteln, die ich einkaufe.					
16. Die eigene Gesundheit hängt wesentlich von einer Ernährung mit frischen Lebensmitteln ab.					
17. Fleisch aus Massentierhaltung ist qualitativ gleichwertig zu Fleisch aus ökologischer Landwirtschaft.					
18. Wenn ich zu Hause koche, möchte ich nicht zu viel Zeit mit der Zubereitung der Mahlzeit verschwenden.					
19. Leute die sich gesund ernähren, leben auch *nicht* länger.					
20. Konservierungs- und Aromastoffe sowie Geschmacksverstärker sind gesundheitsschädlich.					
21. Obst aus Dosen ist genauso gesund wie frisches Obst.					
22. Es ist mir wichtig, beim Kochen frische Zutaten zu verwenden.					
23. Wenn ich esse, genieße ich das Essen ganz bewusst.					
24. Fertigprodukte sind ungesund.					
25. Ich esse hauptsächlich, um satt zu werden.					
26. Gesunde Ernährung ist teuer.					

Nun folgen noch ein paar Fragen zu Ihrem persönlichen Ernährungsverhalten.

Wie häufig essen Sie innerhalb einer normalen Woche ...?	fast täglich (6-7 Mal pro Woche)	Alle 2 bis 3 Tage (3-5 Mal pro Woche)	Selten (1-2 Mal pro Woche)	nie
27. Fleisch				
28. Fisch				
29. Obst				
30. Gemüse				
31. Tiefkühlkost				
32. Fastfood				
33. Fertiggerichte				
34. Süßigkeiten (Schokolade, Kuchen, Gummibärchen, etc.)				
35. salzige Fertigsnacks (Chips, etc.)				

Abb. 7: Eingangsfragebogen Teil 2 (Berger, 2011, S. 2)

36. Wie häufig pro Woche kochen Sie warme Mahlzeiten?

- täglich
- alle 2 bis 3 Tage
- nur 1- 2 Mal pro Woche (selten)
- nie

37. Wie viel Geld geben sie monatlich in etwa für Lebensmitteleinkäufe aus?

- weniger als 100 Euro
- 100-200 Euro
- 201-300 Euro
- 301-500 Euro
- mehr als 500 Euro

- ich kaufe nie Lebensmittel ein → *weiter mit Frage 39*

38. Man kauft Lebensmittel ja oftmals an unterschiedlichen Orten. Wie ist das bei Ihnen? Wie viel Prozent ihrer <u>Lebensmittel</u> (Obst, Gemüse, Milchprodukte, Fleisch, Fisch, Nudeln, Reis, Getränke, etc.) erwerben Sie in etwa im...?

- Discounter (Aldi, Lidl) _____
- Supermarkt (Edeka, Konsum) _____
- Bioladen / Reformhaus /Feinkostladen _____
- Markt / direkt beim Bauern _____
                                                    100 %

39. Wie viele Mahlzeiten pro Tag nehmen sie durchschnittlich ein?

- 1 Mahlzeit
- 2 Mahlzeiten
- 3 Mahlzeiten
- 4-5 Mahlzeiten

40. Ernähren Sie vegetarisch oder vegan?

- vegetarisch
- vegan
- weder noch

41. Verraten Sie uns ihr Gewicht *(so in etwa)*?

_____ kg

42. Wie groß sind Sie?

_____ cm

43. Wie alt sind Sie?

_____ Jahre

Abb. 8: Eingangsfragebogen Teil 3 (Berger, 2011, S. 3)

33

44. Welchen <u>höchsten</u> *Bildungsabschluss* haben Sie erreicht, bzw. streben Sie derzeit an?

- Ich bin noch Schüler
- keinen, Schule ohne Abschluss beendet
- Hauptschulabschluss (Polytechnische Oberschule Abschluss 8./9.)
- Mittlerer Schulabschluss (Realschulabschluss, Polytechnische Oberschule 10. Klasse)
- Abitur (Hochschulreife), Fachhochschulreife, (erweiterte Oberschule 12. Klasse)
- Lehre / Ausbildung
- Meister, Techniker
- Hochschulabschluss (Universität, Fachhochschule, Berufsakademie - Diplom, Bachelor, Master, Staatsexamen, etc.)
- *Anderen schulischen oder beruflichen Ausbildungsabschluss und zwar:*

  _____

45. Sind Sie zur Zeit ...

- Vollzeit erwerbstätig
- Teilzeit erwerbstätig
- geringfügig oder unregelmäßig erwerbstätig
- arbeitslos (arbeitssuchend, Arbeitslosengeld II)
- nicht erwerbstätig (Hausfrau/mann)
- *Sonstiges:* _____

46. Was trifft auf Sie zu? Ich bin...

- Schüler / Student / Wehr- / Zivildienstleistender / Rentner / Pensionär
- nichts davon

47. Wie viele Personen leben insgesamt in Ihrem Haushalt (Sie mit eingeschlossen)?
[Interviewer: Achtung, bei WGs nicht alle Personen zählen. Nur, wenn eine richtige Lebensgemeinschaft besteht]

_____ Anzahl Personen

Abb. 9: Eingangsfragebogen Teil 4 (Berger, 2011, S. 4)

48. Wie hoch ist das monatliche *Nettoeinkommen* Ihres Haushalts insgesamt?
Damit ist die Summe gemeint, die sich aus Lohn, Gehalt, Einkommen, Rente oder Pension, jeweils nach Abzug der Steuern und Sozialversicherungsbeiträge, ergibt. Rechnen Sie bitte auch die Einkünfte aus öffentlichen Beihilfen, aus Vermietung, Verpachtung, Wohngeld, Kindergeld und sonstige Einkünfte hinzu.

1. ...unter 500€?

2. ...zwischen 500€ und 1000€?

3. ...zwischen 1000€ und 1500€?

4. ...zwischen 1500€ und 2000€?

5. ...zwischen 2000€ und 2500€?

6. ...zwischen 2500€ und 3000€?

7. ...zwischen 3000€ und 3500€?

8. ...zwischen 3500€ und 4500€?

9. ...4500€ und mehr?

[Nicht vorlesen]

99. KA

Das war es schon - vielen Dank für Ihre Teilnahme!

----

49. Geschlecht der befragten Person eintragen.

1. männlich   0. weiblich

Abb. 10: Eingangsfragebogen Teil 5 (Berger, 2011, S. 5)

35

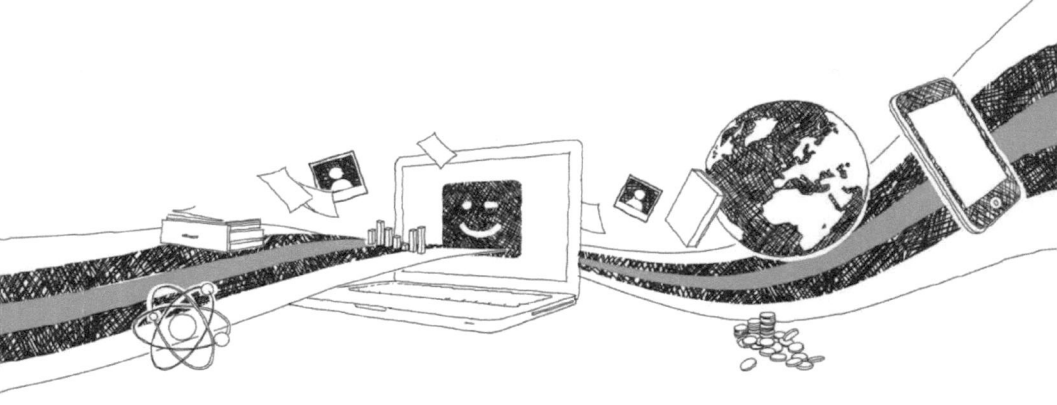
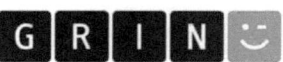